In der Reihe **Operationstechniken Orthopädie Unfallchirurgie** werden alle relevanten Operationen dieses Fachbereichs dargestellt. Jeweils eine Operation wird in einem Band von einem Spezialisten für gerade diese Operation vorgestellt.
Dabei wird jede Operation in zwei Formen dargestellt:

- als Buch und E-Book, in dem kurze präzise Texte die Operationen step-by-step beschreiben und brillante Fotos und Grafiken den OP-Ablauf visualisieren und
- mit einem OP-Video, das den Operationsverlauf demonstriert. Um das Video anschauen zu können: einfach die SN More Media App kostenfrei herunterladen, das Standbild im letzten Kapitel des Buches scannen und das Video streamen.

Weitere Bände in der Reihe: http://www.springer.com/series/15031

Christian Konrads · Sufian Ahmad ·
Atesch Ateschrang
Stefan Döbele · Ulrich Stöckle

Hintere Kreuzbandplastik

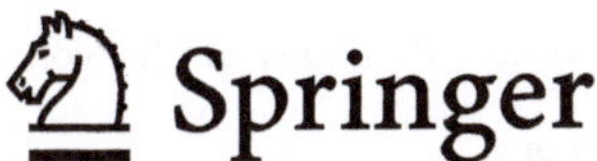

Christian Konrads
Klinik für Unfall- und
Wiederherstellungschirurgie
BG Klinik, Universität Tübingen
Tübingen, Deutschland

Sufian Ahmad
Klinik für Unfall- und
Wiederherstellungschirurgie
BG Klinik, Universität Tübingen
Tübingen, Deutschland

Atesch Ateschrang
Klinik für Unfall- und
Wiederherstellungschirurgie
BG Klinik, Universität Tübingen
Tübingen, Deutschland

Stefan Döbele
Klinik für Unfall- und
Wiederherstellungschirurgie
BG Klinik, Universität Tübingen
Tübingen, Deutschland

Ulrich Stöckle
Centrum für Muskuloskeletale Chirurgie
Charité – Universitätsmedizin Berlin
Berlin, Deutschland

Die Online-Version des Buches enthält digitales Zusatzmaterial, das durch ein Play-Symbol gekennzeichnet ist. Die Dateien können von Lesern des gedruckten Buches mittels der kostenlosen Springer Nature „More Media" App angesehen werden. Die App ist in den relevanten App-Stores erhältlich und ermöglicht es, das entsprechend gekennzeichnete Zusatzmaterial mit einem mobilen Endgerät zu öffnen.

ISSN 2570-0340   ISSN 2570-0359   (electronic)
Operationstechniken Orthopädie Unfallchirurgie
ISBN 978-3-662-61980-3   ISBN 978-3-662-61981-0   (eBook)
https://doi.org/10.1007/978-3-662-61981-0

Die Deutsche Nationalbibliothek verzeichnet diese Publikation in der Deutschen Nationalbibliografie; detaillierte bibliografische Daten sind im Internet über http://dnb.d-nb.de abrufbar.

Springer

Springer ist ein Imprint der eingetragenen Gesellschaft Springer-Verlag GmbH, DE und ist ein Teil von Springer Nature.
Die Anschrift der Gesellschaft ist: Heidelberger Platz 3, 14197 Berlin, Germany

Vorwort

Die hintere Kreuzbandersatzplastik ist eine Routineoperation, die deutlich seltener ist als die vordere Kreuzbandersatzplastik. Häufig ist es erforderlich, zusätzlich wichtige Begleitverletzungen zu adressieren, wie z. B. Verletzungen der posterolateralen Kniegelenkecke. Dadurch kann die Operation technisch und auch zeitlich sehr umfangreich werden. Gerade deshalb ist bei der Ersatzplastik des hinteren Kreuzbands ein standardisiertes und möglichst effizientes Vorgehen wichtig.

Der vorliegende Band erläutert schrittweise das praktische Vorgehen bei der Operation und verdeutlicht die einzelnen Operationsschritte anhand von Grafiken, Fotos und einem Operationsvideo.

Christian Konrads
Tübingen, Deutschland

Sufian Ahmad
Tübingen, Deutschland

Stefan Döbele
Tübingen, Deutschland

Atesch Ateschrang
Tübingen, Deutschland

Ulrich Stöckle
Berlin, Deutschland

Mai 2020

Vorwort des Verlages

Zusammen mit Herrn Professor Lüring entwickelten wir 2014 die Idee, einzelne Operationen so zu publizieren, dass der Leser in den OP-Saal hineinversetzt wird. In vielen Treffen und Gesprächen mit Herrn Professor Lüring haben wir gemeinsam das Konzept zur Reihe „Operationstechniken Orthopädie Unfallchirurgie" ausgearbeitet, mit der ein Springer-Operationspool entstehen soll. Dabei wird jede Operation in 2 Formen dargestellt:

- als Buch und E-Book, in dem kurze präzise Texte die Operationen step-by-step beschreiben und brillante Fotos und Grafiken den OP-Ablauf visualisieren und
- mit einem OP-Video, das den Operationsverlauf demonstriert. Um das Video anschauen zu können: einfach die SN MoreMedia App kostenfrei herunterladen, das Standbild im letzten Kapitel des Buches scannen und das Video streamen.

Ganz herzlich möchten wir uns an dieser Stelle bei Herrn Professor Lüring für die stets so angenehme und kollegiale Zusammenarbeit bedanken. Immer wieder hat er mit großer Geduld Zeit für den Gedankenaustausch mit uns aufgebracht, Ideen eingebracht, Ideen von uns überprüft und versucht, diese soweit wie möglich umzusetzen.

Unseren Lesern wünschen wir, dass die Lektüre ihnen nützliche Hinweise und Anregungen für ihren operativen Alltag geben kann.

Springer, im Sommer 2020

Inhaltsverzeichnis

Autoren

Dr. med. Sufian Ahmad
Klinik für Unfall- und Wiederherstellungschirurgie, BG Klinik, Universität Tübingen, Tübingen, Deutschland
sufian@ahmadortho.com

Prof. Dr. med. Atesch Ateschrang
Klinik für Unfall- und Wiederherstellungschirurgie, BG Klinik, Universität Tübingen, Tübingen, Deutschland
atesch.ateschrang@gk.de

PD Dr. med. Stefan Döbele
Klinik für Unfall- und Wiederherstellungschirurgie, BG Klinik, Universität Tübingen, Tübingen, Deutschland
sdoebele@bgu-tuebingen.de

PD Dr. med. Christian Konrads
Klinik für Unfall- und Wiederherstellungschirurgie, BG Klinik, Universität Tübingen, Tübingen, Deutschland
ckonrads@bgu-tuebingen.de

Univ.-Prof. Dr. med. Ulrich Stöckle
Centrum für Muskuloskeletale Chirurgie, Charité - Universitätsmedizin Berlin, Berlin, Deutschland
Ulrich.Stoeckle@charite.de

Hintere Kreuzbandersatzplastik in Einzelbündeltechnik

Inhaltsverzeichnis

Elektronisches Zusatzmaterial Die elektronische Version dieses Kapitels enthält Zusatzmaterial, das berechtigten Benutzern zur Verfügung steht https://doi.org/10.1007/978-3-
662-61981-0_1. Die Videos lassen sich mit Hilfe der SN More Media App abspielen, wenn Sie
die gekennzeichneten Abbildungen mit der App scannen.

1.1 Indikation

Die komplette drittgradige HKB-Ruptur mit subjektivem Instabilitätsgefühl, Schmerzen oder Mitbeteiligung der peripheren Kniegelenkstabilisatoren stellt eine Operationsindikation dar. Dabei findet man eine hintere Schublade über 10 mm. Falls eine fixierte hintere Schublade vorliegt, sollte zunächst eine Orthesenbehandlung über mindestens zwei Monate erfolgen, um den Schienbeinkopf aus der hinteren Schublade heraus nach vorne zu bewegen. Dies kann man anhand von Röntgenstressaufnahmen überprüfen. Wenn man bei einem Patienten in fixierter hinterer Schublade eine HKB-Plastik durchführen würde, dann würde man die Fehlstellung weiter fixieren.

Kontraindikationen für eine Ersatzplastik des hinteren Kreuzbands sind knöcherne Avulsionsverletzungen des HKB, ein ausgeprägter Weichteilschaden, Infektion oder fortgeschrittene Gonarthrose.

1.2 Operationsvorbereitung

Die Anamneseerhebung beinhaltet das Erfragen des genauen Unfallmechanismus und -zeitpunkts. Symptome und der funktionelle Anspruch des Patienten an sein Kniegelenk werden erhoben.

Eine umfangreiche klinische Untersuchung mit Dokumentation der ligamentären Instabilität ist entscheidend. Dabei sind neben der hinteren Schublade auch die medialen und lateralen Strukturen, insbesondere die posteromediale und posterolaterale Ecke (vermehrte Außenrotation auch strecknah), zu untersuchen. Bei einer HKB-Läsion ist solange von einer kombinierten Verletzung auszugehen, bis Begleitläsionen sicher ausgeschlossen sind.

Die bildgebende Untersuchung besteht aus konventionellem Röntgen und MRT des Kniegelenks. Zusätzlich können in nicht-akuten Fällen Stressaufnahmen angefertigt werden. Sie sind wertvoll, um das Instabilitätsausmaß zu quantifizieren und insbesondere bei multiligamentären Verletzungen die Hauptinstabilitätsrichtungen zu identifizieren. Dadurch kann die zusätzlich zur HKB-Plastik zu rekonstruierende Gelenkecke ausgemacht werden. Die Stressaufnahmen sollten immer in gleicher Technik standardisiert angefertigt werden, um im klinischen Alltag einen verlässlichen Eindruck der Instabilität zu gewinnen.

Die HKB-Ersatzplastik kann in Vollnarkose oder Spinalanästhesie erfolgen. Die Operationsaufklärung beinhaltet allgemeine Operationsrisiken wie Thrombose und Infektion. Spezielle Risiken sind neurovaskuläre Komplikationen im Rahmen der tibialen Tunnelanlage, Insuffizienz oder Ruptur der Bandplastik sowie Entnahmemorbidität im Bereich der Hamstrings. Eine Nachbehandlung in einer HKB-Orthese und ein aktives Rehabilitationsprogramm sind erforderlich.

1.3 Lagerung

Im Operationssaal erfolgt die Lagerung auf dem Rücken (Abb. 1.1). Am zu operierenden Bein wird eine unsterile Oberschenkelblutsperrenmanschette angelegt. Diese wird während des Eingriffs je nach Blutdruck und Oberschenkelumfang mit einem Druck von 300–350 mmHG genutzt. Der Oberschenkel wird in einen Beinhalter fest eingespannt. Ein elektrisch höhenverstellbarer Beinhalter erhöht den Komfort für den Operateur bei dem Eingriff. Das Kniegelenk muss frei beweglich sein. Das Knie muss auch von posteromedial bzw. von allen Seiten zugänglich sein. Deshalb ist je nach verwendetem Beinhalter ggf. auch der kontralaterale Unterschenkel abzusenken (Abb. 1.1).

Abb. 1.1 Patientenlagerung

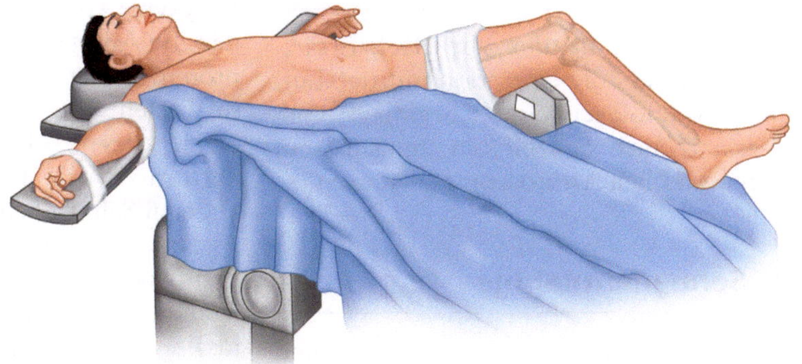

1.4 Operationstechnik

Bei eindeutiger Indikation zur HKB-Ersatzplastik kann man die Operation mit der Entnahme des autologen Grafts beginnen. Ggf. kann es aber auch sinnvoll sein, zunächst mit der diagnostischen Arthroskopie zu starten.

1.4.1 Sehnenentnahme

Die Entnahme von Semitendinosus- und Grazilissehne erfolgt möglichst am ipsilateralen Bein über eine longitudinale Hautinzision 2 cm medial und distal der Tuberositas tibiae bzw. zwischen Tuberositas und Tibiahinterkante 2–3 cm nach distal. Der Verlauf der Hamstringsehnen kann von der medialen Kniekehle kommend nach distal getastet werden. Im Ansatzbereich ist die Grazilissehne die prominenteste Sehne des Pes anserinus. Dieses besteht von distal nach proximal aus den Sehnen des M. Semitendinosus, Grazilis und Sartorius, wobei die Sartoriusfaszie die beiden anderen Sehnen bedeckt (◘ Abb. 1.2).

Das Subkutangewebe wird durchtrennt und dabei eine regelhaft vorhandene Vene koaguliert. Es ist wichtig, bis auf die Sartoriusfaszie zu präparieren. Mit der Pinzette wird das Gewebe angehoben und längs durchtrennt. Die Sartoriusfaszie selbst kann nicht so locker angehoben werden. Sie erscheint weißlich und gut vaskularisiert (◘ Abb. 1.3).

■ Abb. 1.2 Hautinzision und Anatomie des Pes anserinus

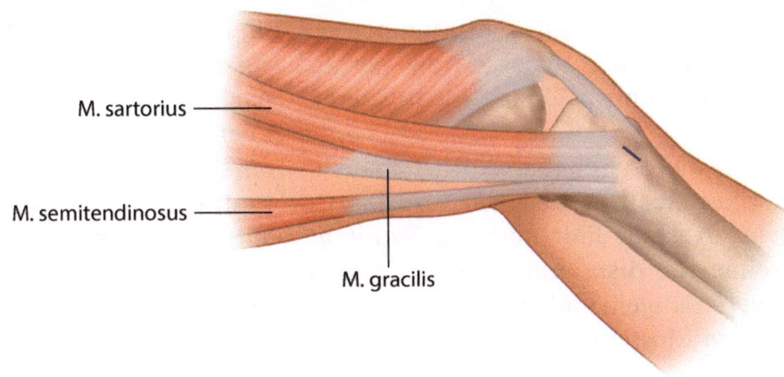

■ Abb. 1.3 Präparation auf die Sartoriusfaszie

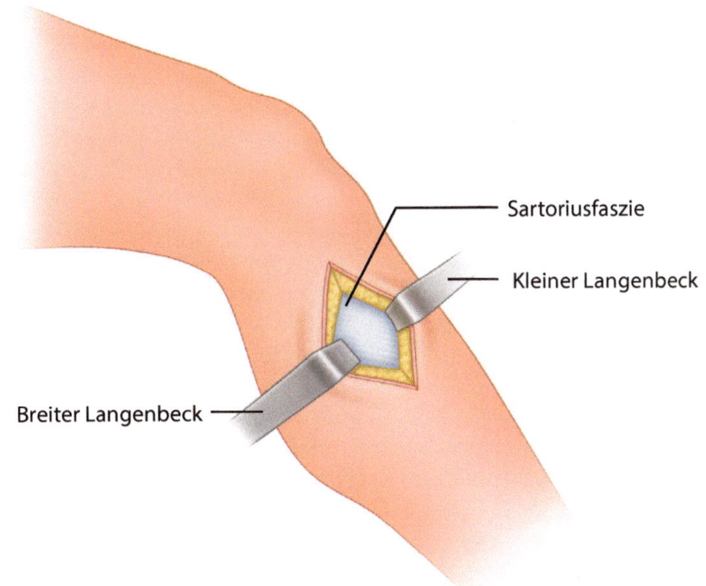

Mit der geschlossenen Pinzette kann man die Grenze zwischen der prominenten Grazilissehne und der distal davon verlaufenden Semitendinosussehne identifizieren (◘ Abb. 1.4).

Zwischen diesen Sehnen eröffnet man in Sehnenverlaufsrichtung die Sartoriusfaszie. Mit einem Overholt lädt man die Semitendinosussehne von distal auf. Die Sehne wird distal angeschlungen und mit etwas Periost dann mit dem Messer distal abgelöst.

Mit der Schere durchtrennt man regelhaft drei Weichteilverbindungen der Semitendinosussehne zur medialen Gastrocnemiusfaszie nach unten. Jetzt spürt man bei Zug am distalen Sehnenende einen stark federnden Widerstand wie bei einem Gummiband. Unter kräftiger Vorspannung bei flektiertem Knie entnimmt man mit dem Sehnenstripper die Semitendinosussehne. Ebenso entnimmt man die Grazilissehne.

◨ Abb. 1.4 Identifizieren von Grazilis- und Semitendinosussehne

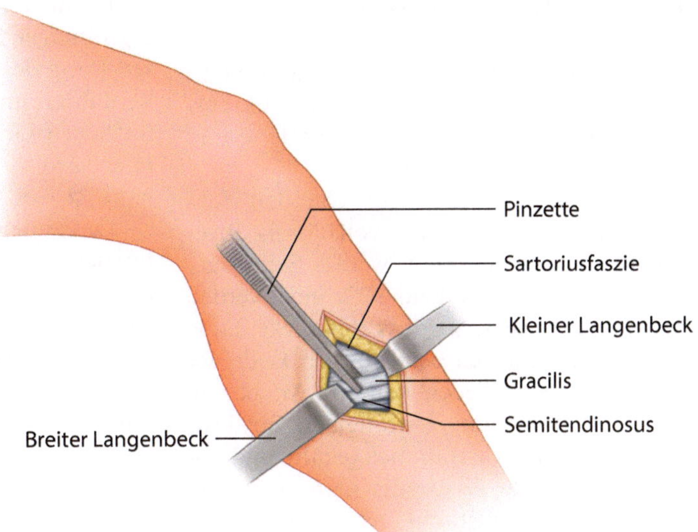

1.4.2 Sehnenpräparation

Semitendinosus- und Grazilissehne werden als 6-Strang-Graft für die HKB-Ersatzlastik vorbereitet. Das Graft soll 9 bis 11 cm lang und mindestens 8,5 mm dick sein.

Rotes Muskelgewebe wird von den Sehnen mit einem Raspatorium vollständig abgestrichen, so dass nur noch weißes Sehnengewebe übrig bleibt. Die beiden Sehnen werden nebeneinandergelegt, so dass das dicke Ende der einen Sehne neben dem dünnen Ende der anderen Sehne zu liegen kommt. An beiden Enden der momentan 2-strängigen Struktur werden die Sehnen zusammengenäht und somit armiert. Dafür verwendet man an beiden Enden eine Baseballstitch-Technik mit einem 2er Vicryl Faden (◻ Abb. 1.5). Alternativ kann man einen fiber-loop mit nicht-resorbierbarem Fadenmaterial benutzen.

Dann führt man ein Ende des momentan 2-gträngigen Sehnengrafts durch den justierbaren Loop des femoralen Buttons. Dieses Ende wird dann umgeschlagen und in der Mitte des restlichen Grafts mit einer Klemme befestigt. Hier wird es mit einem Baseballstitch festgenäht (◻ Abb. 1.6).

Das andere Graftende führt man durch den tibialen Loop und klappt es dann zum femoralen Graftende um. Dort verwendet man wieder einen Baseballstitch, so dass man ein 6-Strang-Graft erhält (◻ Abb. 1.7).

Das fertig vorbereitete Graft kann man mit einer Kompressionshülse verdichten und somit den Graftdurchmesser etwas reduzieren (◻ Abb. 1.8). Das führt dazu, dass man die Bohrkanäle für den femoralen und tibialen Tunnel geringfügig kleiner anlegen kann als es ansonsten notwendig wäre. Das Graft wird dann später direkt aus der Kompressionshülse in den knöchernen Tiabiatunnel eingezogen.

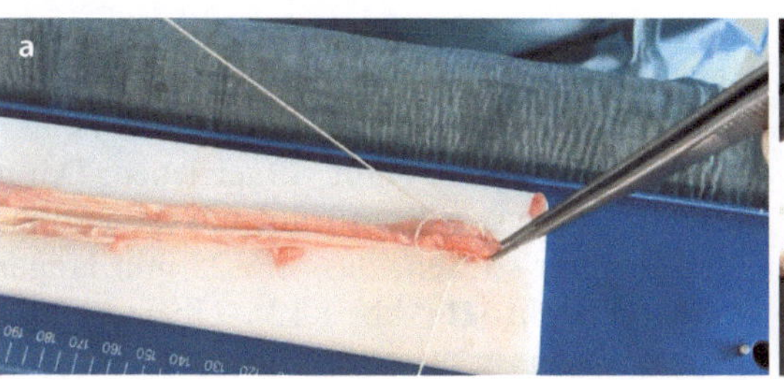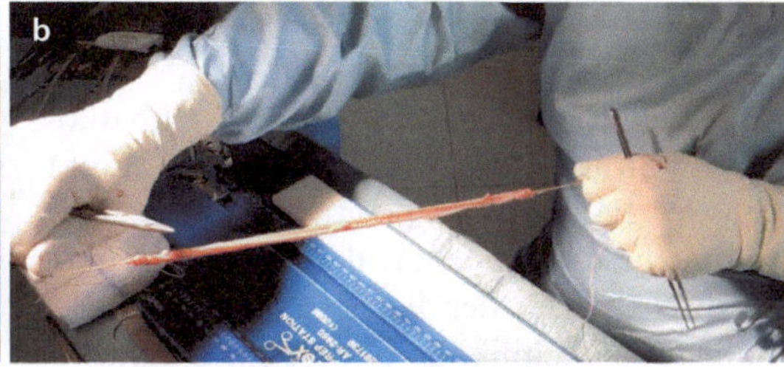

Abb. 1.5 a, b Gemeinsame Armierung beider Sehnen (Semitendinosus- und Grazilissehne)

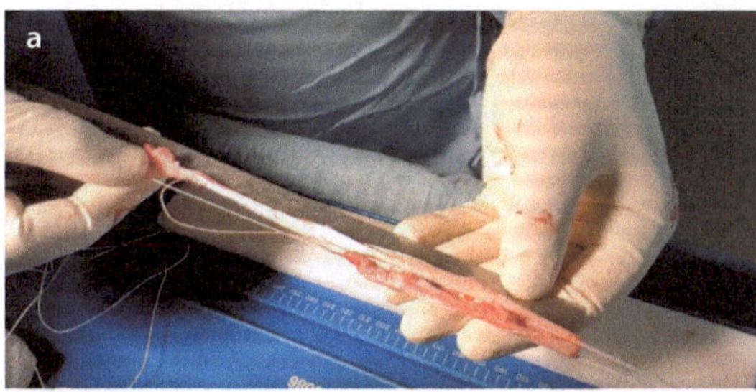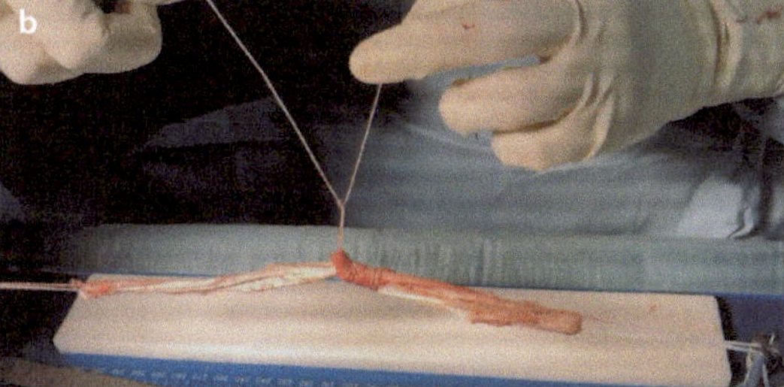

Abb. 1.6 a, b Applizieren des femoralen Buttons mit justierbarem Loop und tibiale Armierung

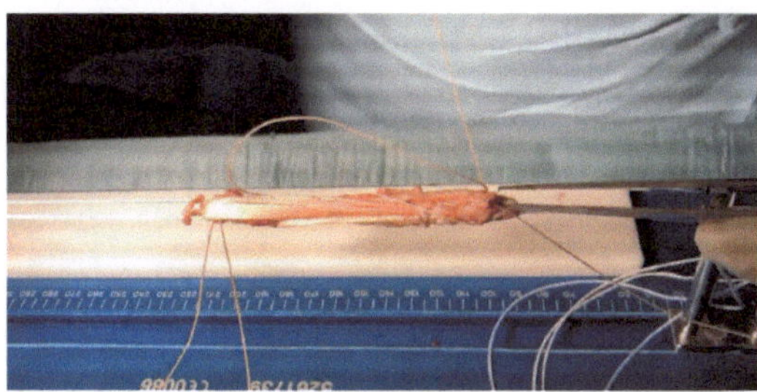

Abb. 1.7 Applizieren des tibialen Loops und Komplettierung der Graftvorbereitung durch Baseballstitch am femoralen Ende (rechts im Bild)

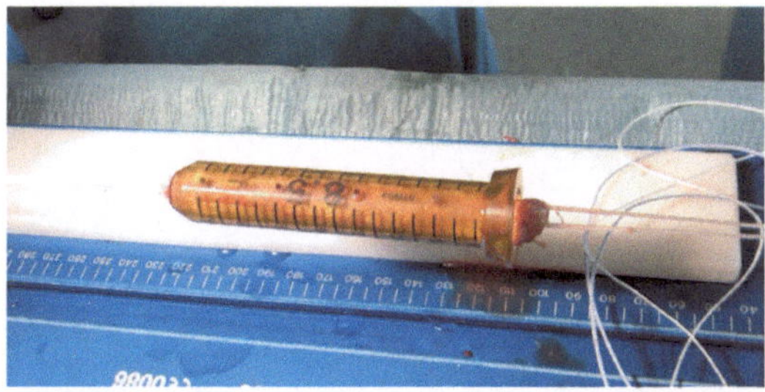

Abb. 1.8 Kompressionshülse (hier mit einem Durchmesser von 8,5 mm) zum Downsizen des Grafts

1.4.3 Arthroskopie

Man legt ein hohes anterolaterales Arthroskopieportal an (◘ Abb. 1.9). Dieses sollte direkt neben der Patellasehne positioniert sein. Das anteromediale Arbeitsportal positioniert man auch direkt neben der Patellasehne und zwar in outside-in Technik. Es erfolgt ein diagnostischer arthroskopischer Rundgang.

Anschließend identifiziert man die femorale Insertion des HKB und debridiert die Stelle des Footprints des anterolateralen HKB-Bündels. Das ist die Mitte zwischen dem „Trochlea point" und dem „Medial arc point" (◘ Abb. 1.10).

In outside-in Technik wird ein zusätzliches tiefes anterolaterales Portal angelegt. Über dieses Portal positioniert man den Bohrdraht für den femoralen Tunnel (◘ Abb. 1.9 und 1.11).

Die Bohrdrahtspitze wird durch das Femur und weiter durch die Haut vorgetrieben. Dann überbohrt man den Bohrdraht mit dem kanülierten Bohrer so weit, dass ein 25 mm langer Tunnel entsteht (◘ Abb. 1.12). Über die Öse des Bohrdrahts zieht man nun einen Shuttlefaden durch das Femur, so dass die Fadenschlaufe distal verbleibt.

Jetzt führt man das Arthroskop, das weiterhin im anterolateralen Portal bleibt, entlang der lateralen Wange der medialen Femurkondyle in den posteromedialen Recessus. Dafür kann man mit dem Shaver zunächst Fasern des HKB-Stumpfes reduzieren.

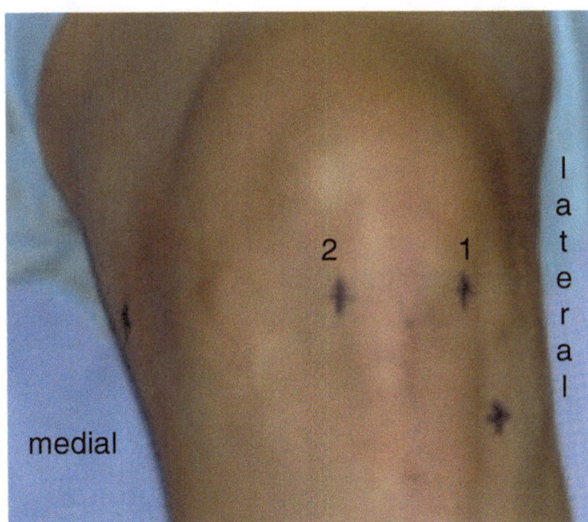

Abb. 1.9 Linkes Kniegelenk von anterior. Primär wird das hohe anterolaterale Arthroskopieportal (1) angelegt. Unter arthrsokopischer Sicht legt man dann in outside-in Technik das anteromediale Arbeitsportal (2) an. Beide Portale liegen direkt neben der Patellasehne

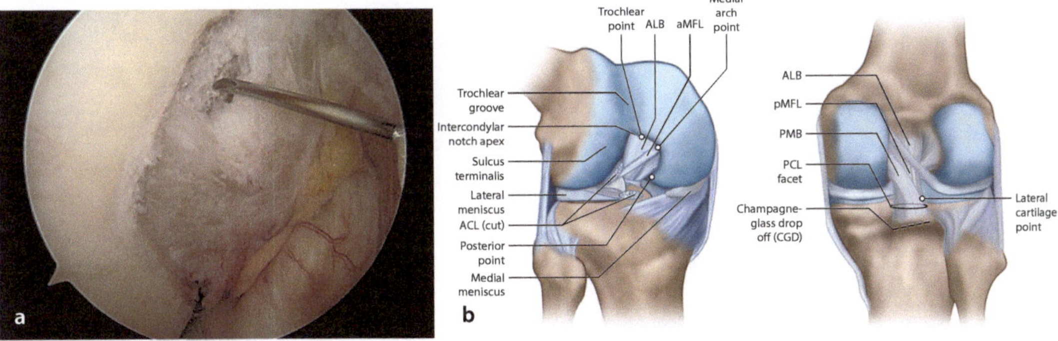

Abb. 1.10 **a, b** Anlage eines zusätzlichen tiefen anterolateralen Arbeitsportals in outside-in Technik und Debridieren des femoralen Footprints des anterolateralen HKB-Bündels (*ALB* anterolaterales Bündel; *aMFL* anteriores meniskofemorales Ligament; *PMB* posteromediales Bündel; *pMFL* posteriores meniskofemorales Ligament)

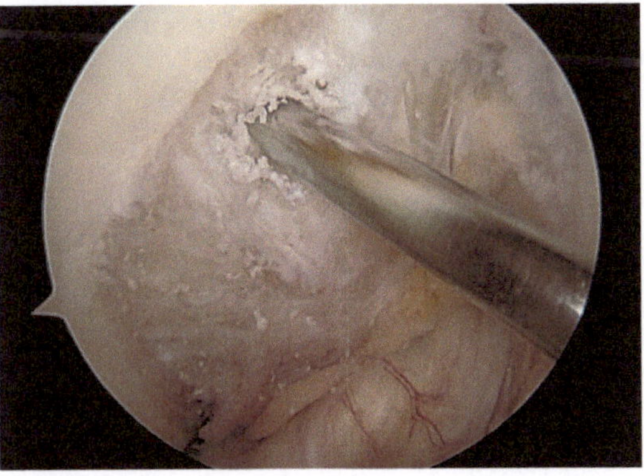

Abb. 1.11 Durch das tiefe anterolaterale Portal wird ein Bohrdraht zur Anlage des femoralen Tunnels (anterolaterales Bündel) positioniert

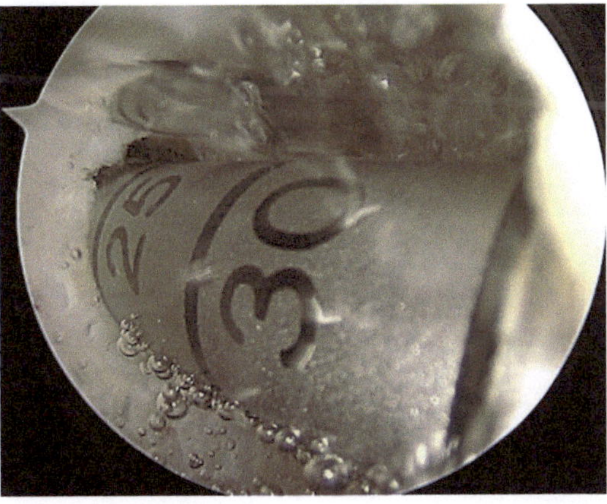

Abb. 1.12 Anlage des femoralen Tunnels (25 mm tief) mit dem kanülierten Bohrer

Nun legt man ein posteromediales Portal in outside-in Technik an und positioniert dort eine Arthroskopiekanüle (◘ Abb. 1.9, 1.13, und 1.14). Das Portal wird proximal und anterior direkt oberhalb der Kniebeugefalte angelegt, um darüber den tibialen HKB-Footprint gut erreichen zu können.

Über dieses Portal debridiert man mit dem Shaver den synovialen Überzug des HKB im Bereich des Tibiaplateaus, um die sog. „shiny white fibers" des Innenmeniskushinterhorns als Leitstruktur dieser Region zu identifizieren (◘ Abb. 1.14).

Jetzt stellt man das Intervall zwischen HKB und Innenmeniskushinterhornaufhängung tibial dar und erkennt dann an der Tibia die Region des sog. „Champagne glass drop-off" (CGD). Dafür muss man ggf. mit dem Shaver die Fasern des HKB an dessen tibialer Insertion reduzieren (◘ Abb. 1.15).

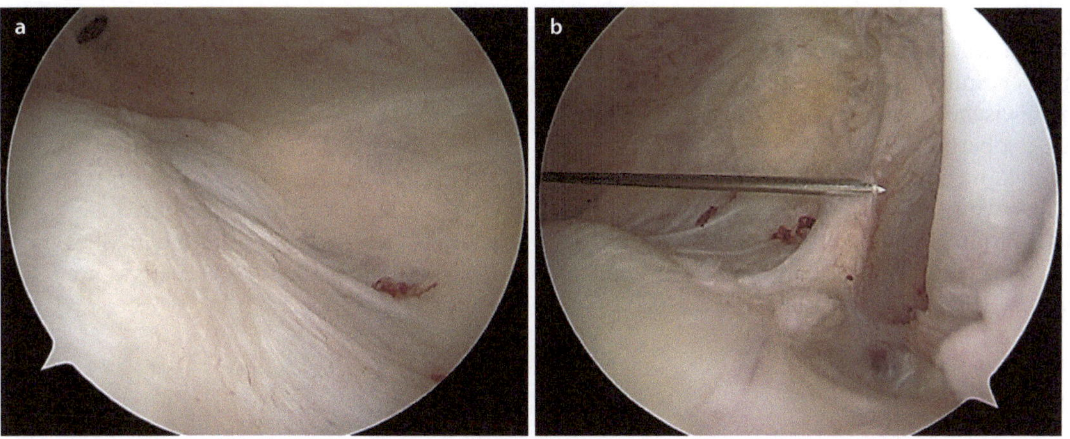

Abb. 1.13 **a** Arthroskopischer Blick in den posteromedialen Recessus. Die Rampe des Innenmeniskushinterhorns ist gut zu erkennen. **b** In outside-in Technik Anlage des posteromedialen Portals

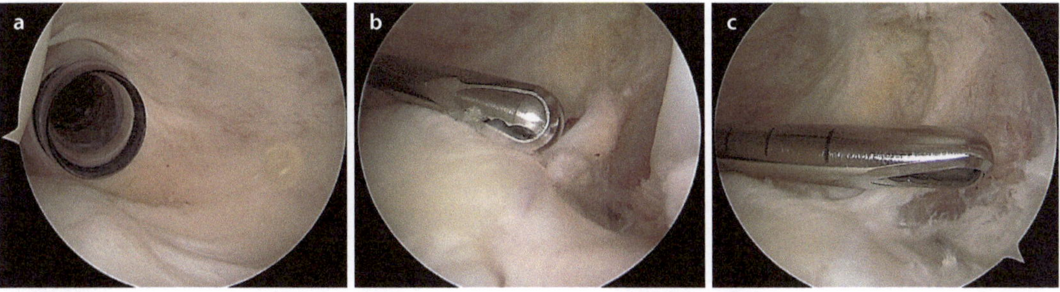

Abb. 1.14 **a**, **b**, **c** Positionieren einer Arthroskopiekanüle posteromedial und Präparation mit dem Shaver

Abb. 1.15 Schematische Darstellung eines rechten Kniegelenks von posterior. Die Anatomie der tibialen Insertion des Ligamentum cruciatum posterius (PCL) ist abgebildet

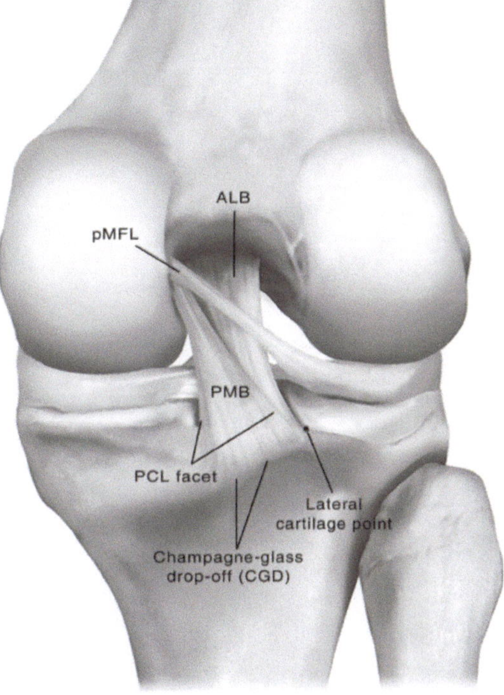

Nun positioniert man das tibiale Zielgerät von vorne durch das anteromediale Portal mit der Spitze 15 mm distal des Innenmeniskus zwischen beiden Meniskushinterhörnern direkt oberhalb des CGD (◘ Abb. 1.16). Dadurch kann man den Borhdraht 7 mm distal der „shiny white fibers" im Zentrum des tibialen HKB-Footprints positionieren (◘ Abb. 1.17).

Der tibiale Tunnel sollte ziemlich zentral starten, direkt medial der Tuberositas tibiae und an der distalen Grenze des Pes anserinus. Dies führt zu einem guten Bohrwinkel (◘ Abb. 1.18). Es ist gestattet, den Bohrkanal 0,5 mm dicker als das Graft ist anzulegen, um das Einziehen des Grafts zu vereinfachen. Dabei werden die neurovaskulären Strukturen mit einer Kürette durch das posteromediale Portal geschützt. Der Tunnel wird mit dem Shaver debridiert und die posteriore Umlenkkante („killer-curve") geglättet.

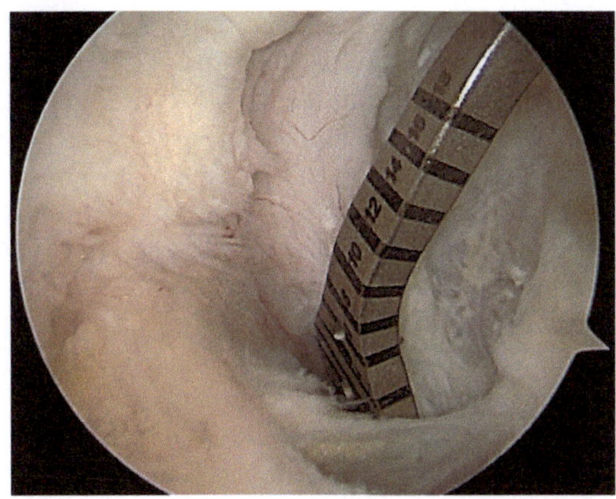 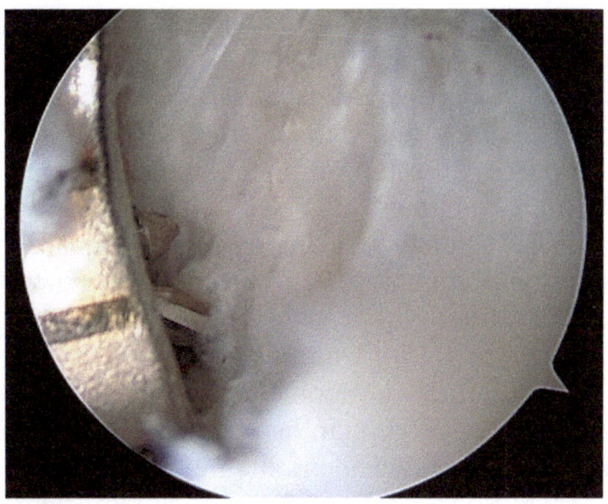

◻ Abb. 1.16 Ausrichten des tibialen Zielgeräts durch das anteromediale Portal an die tibiale Insertion des hinteren Kreuzbands

◻ Abb. 1.17 Die neurovaskulären Strukturen in der Kniekehle müssen vor der Bohrdrahtspitze geschützt werden

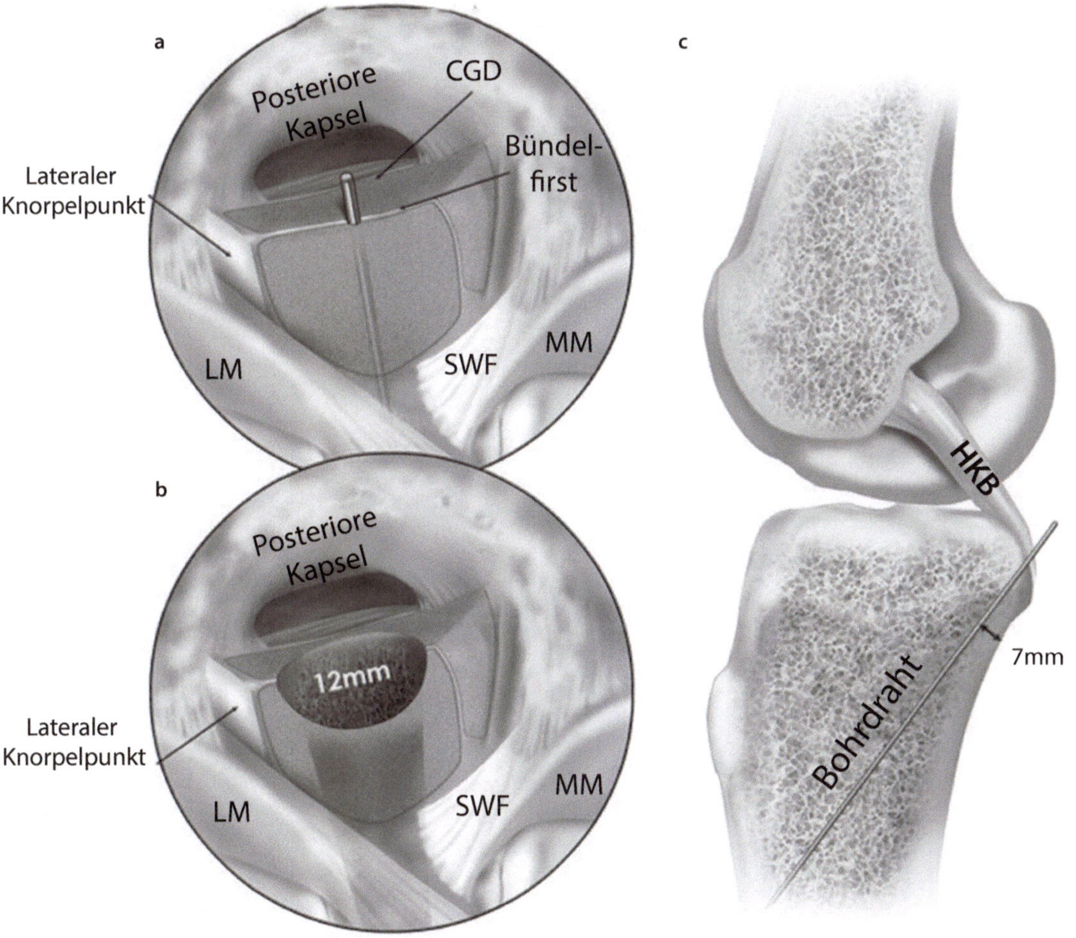

◻ Abb. 1.18 Korrekte Position des tibialen Zieldrahts zur Anlage des tibialen Tunnels durch schrittweises Überbohren mit den kanülierten Bohrern. HKB = Hinteres Kreuzband, CGD = Champagne Glass Drop-off, LM = Lateraler Meniscus, SWF = Shiny White Fibers, MM = Medialer Meniscus

Jetzt führt man eine Fadenschlaufe durch den tibialen Bohrkanal (◘ Abb. 1.19). Das proximale Fadenende zieht man durch das anteromediale Portal nach außen. Dabei befindet sich das Arthroskop im hohen anterolateralen Portal. Dann zieht man das Graft durch den tibialen Tunnel nach hinten. Ein Wechselstab kann durch das posteromediale Portal an der Killer-Kurve als Hypomochlion dienen (◘ Abb. 1.20). Dann zieht man das Graft in Richtung des anteromedialen Portals. Anschließend shuttelt man den femoralen Button über die femorale Fadenschlaufe durch den femoralen Bohrkanal und flipped den femoralen Button unter arthroskopischer Sicht während man mit dem Arthroskop in den femoralen Bohrkanal blickt. Das Graft zieht man dann durch den femoralen Tunnel mit dem justierbaren femoralen Loop (◘ Abb. 1.21).

Zur zusätzlichen Hybrid-Fixation verwendet man eine Interferenzschraube in der Dicke des jeweiligen Tunnels femoral und tibial. Das Einbringen der tibialen Interferenzschraube kann man mit dem Arthroskop über das posteromediale Portal kontrollieren, um ein zu weites Vorschrauben durch die Tibia nach posterior zu vermeiden. Ein zusätzlicher tibialer Button wird appliziert und die Wunden verschlossen. Nach sterilem Verband wickelt man das Bein locker elastisch und legt eine HKB-Orthese an (◘ Abb. 1.22). Damit ist die Operation beendet.

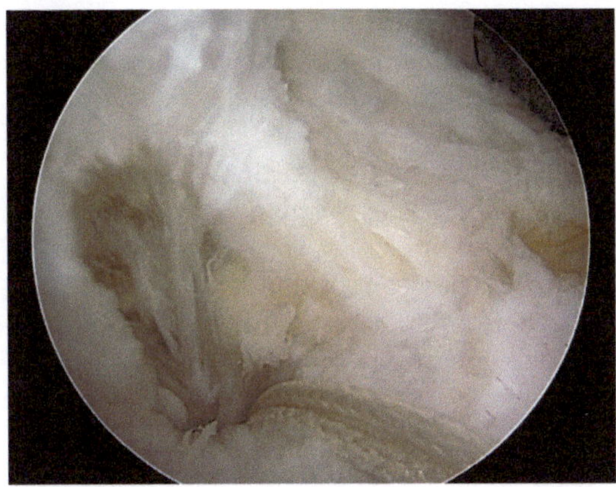

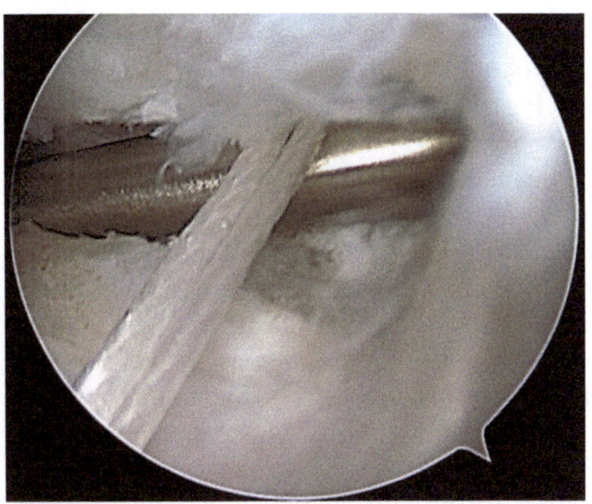

Abb. 1.19 Vorlegen einer Fadenschlaufe durch den tibialen Bohrkanal

Abb. 1.20 Beim Einziehen des Grafts durch den tibialen Tunnel von distal nach proximal hilft ein durch das posteromediale Portal eingebrachter und als Hypomochlion genutzter Wechselstab. Dies vereinfacht das Umlenken und Gleiten des Grafts um die tibiale Killerkurve herum

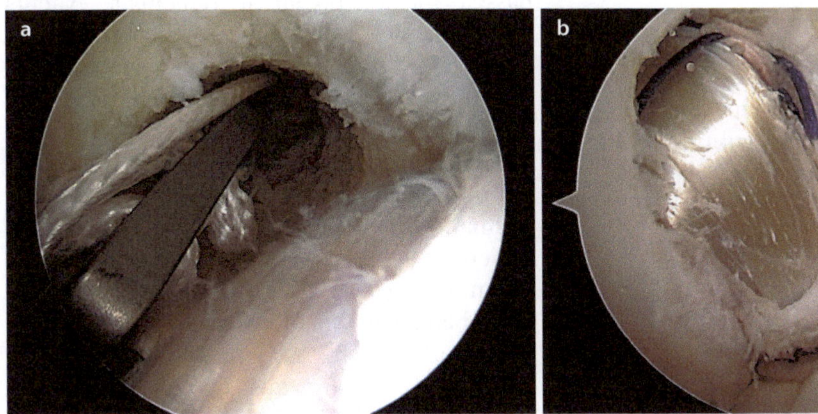

Abb. 1.21 **a, b** Arthroskopisch kontrolliertes Einziehen des femoralen Buttons und dann des Grafts in den femoralen Tunnel

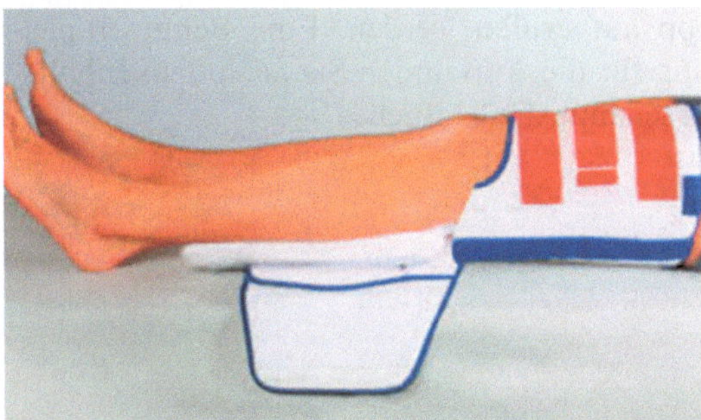

Abb. 1.22 Anlegen einer HKB-Orthese noch im Operationssaal. Das feste Polster kommt hinter dem proximalen Unterschenkel zu liegen und drückt so den Tibiakopf nach anterior. Dadurch ist die HKB-Ersatzplastik keinen Zugkräften ausgesetzt

1.5 Tipps zur HKB-Ersatzplastik bei ligamentären Begleitverletzungen

Bei medialen oder lateralen ligamentären Begleitverletzungen kann man die peripheren Bohrkanäle vor Beginn der Arthroskopie anlegen. Damit vermeidet man das Präparieren bei durch Arthroskopiespülflüssigkeit geschwollenen Weichteilen. Allerdings ist es wichtig, das HKB-Graft als erstes anzuspannen und zu fixieren und die peripheren Bandplastiken erst zum Schluss. Damit vermeidet man zu starke Rotationskräfte durch Überspannung der peripheren Grafts.

1.6 Tipps zum Vermeiden von Komplikationen

Während des Eingriffs muss das neurovaskuläre Bündel sicher geschont werden. Bei Flexion erhöht sich in der Kniekehle der Abstand zu den neurovaskulären Strukturen. Beim Überbohren des Bohrdrahts zur Anlage des tibialen Tunnels darf der Bohrdraht sich nicht nach posterior und damit in die Nähe des Gefäß-Nerven-Bündels mitbewegen. Er kann mit einer Kürette, einem Löffel oder einer Klemme gesichert werden.

Bei der Anlage der Bohrkanäle muss man auf eine exakte Positionierung achten. Bei der Präparation darf das Meniskushinterhorn und seine Aufhängung nicht beschädigt werden. Das passiert am ehesten bei einem zu weit proximal positioniertem tibialen Tunnel. Deshalb ist es wichtig, die „shiny white fibers" der Innenmeniskushinterhornwurzel zu identifizie-

ren und den Bohrdraht 7 mm distal und lateral der „shiny white fibers" zu positionieren.

Insbesondere bei der Anlage des tibialen Bohrkanals ist es sinnvoll beim Überbohren des Zieldrahts nicht direkt den dicksten kanülierten Bohrer zu verwenden, sondern schrittweise aufzubohren. So vermeidet man einen posterioren blow-out, weil ab dem zweiten kanülierten Bohrer dieser samt Zieldraht durch die harte hintere Kortikalis nach vorne gedrückt würde.

1.7 Nachbehandlung

Die Nachbehandlung erfolgt bei einer Teilbelastung von 20 kg für 6 Wochen zum Schutz der HKB-Ersatzplastik in einer HKB-Orthese für 12 Wochen. Für die ersten 6 Wochen nur passive Flexion bis 90° in Bauchlage. Nachts wird eine HKB-Orthese ohne Scharnier angelegt (◘ Abb. 1.22). Das fokussierte Training der aktiv-dynamischen Kniegelenkstabilisatoren sollte nach Ablauf der 6. postoperativen Woche beginnen. Vor Wiederaufnahme von Wettkampfsport muss die volle Kraft und Koordination sicher wiederhergestellt sein. Der Patient sollte allerdings nach einer Bandplastik am Kniegelenk Risikosportarten keinesfalls vor Ablauf von 9 bis 12 Monaten postoperativ wiederaufnehmen.

Das Video kann aus dem E-Book direkt über den Link "Hintere Kreuzbandersatzplastik" und in der gedruckten Ausgabe über einen Scan von ◘ Abb. 1.23 mit der SN MoreMedia App aufgerufen werden. Eine Benutzeranleitung für die App finden Sie nach dem Inhaltsverzeichnis dieses Buches.

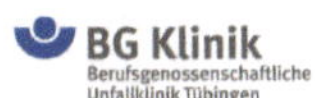

HKB-Plastik

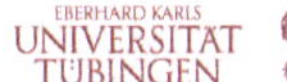

<u>**Hintere Kreuzbandersatzplastik**</u>

mit

autologer

Semitendinosus- und Gracilissehne

in

Einzelbündeltechnik

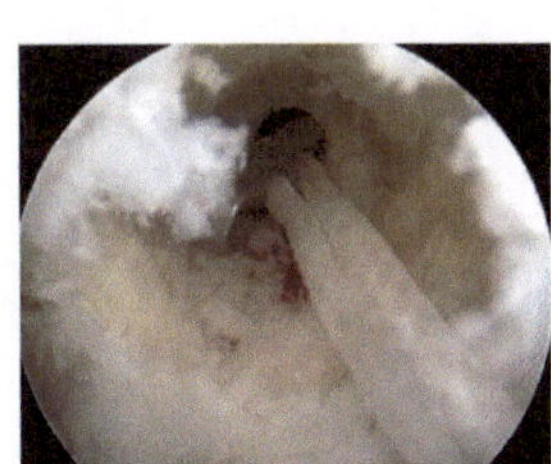

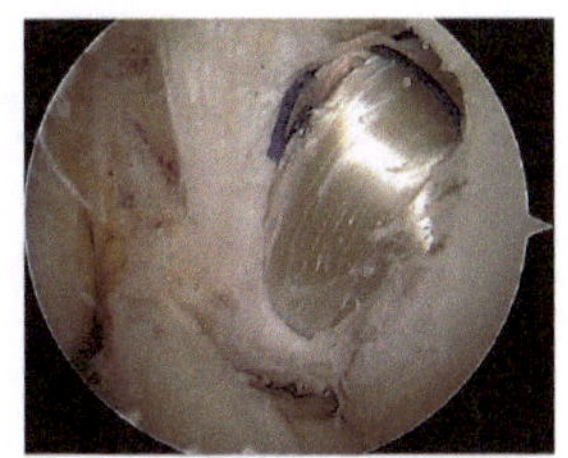

C. Konrads, S. Ahmad, S. Döbele, A. Ateschrang, U. Stöckle

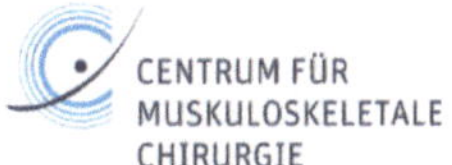

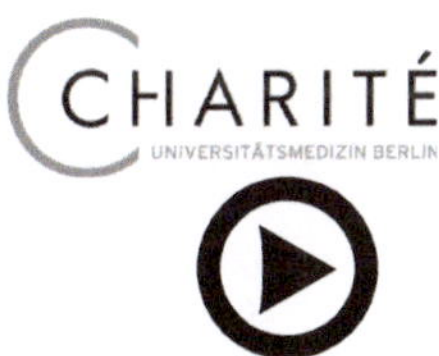

■ **Abb. 1.23**   Video Hintere Kreuzbandersatzplastik (https://doi.org/10.1007/000-0fs)